DE L'INFLUENCE

DES DÉVIATIONS VERTÉBRALES

SUR LES FONCTIONS

DE LA RESPIRATION ET DE LA CIRCULATION

PARIS. — IMPRIMERIE DE A. PARENT, RUE MONSIEUR-LE-PRINCE, 31.

DE L'INFLUENCE
DES
DÉVIATIONS VERTÉBRALES
SUR LES FONCTIONS
DE LA RESPIRATION ET DE LA CIRCULATION.

Par le Dr E. SOTTAS
Interne en Médecine et en Chirurgie des Hôpitaux de Paris.

PARIS
ADRIEN DELAHAYE, LIBRAIRE-ÉDITEUR
PLACE DE L'ÉCOLE-DE-MÉDECINE

1865

INTRODUCTION

Le squelette de la cavité thoracique est en relation si intime avec les organes importants qu'il protége, l'organe central de la circulation et l'appareil respiratoire; le contenant et le contenu sont là dans des rapports si étroits, qu'il ne répugne nullement d'admettre, *à priori*, qu'une altération survenue dans la forme de l'un doive modifier la conformation de l'autre, et réciproquement.

S'il est aujourd'hui bien démontré, grâce surtout aux persévérantes recherches de M. le Dr Woillez, que les maladies du poumon et du cœur réagissent sur la paroi thoracique, altèrent sa forme et gênent parfois ses mouvements, des faits nombreux établissent aussi que les déformations diverses, affectant primitivement le squelette de la poitrine, entraînent dans les organes sous-jacents des changements matériels qui nuisent plus ou moins à l'exercice de leurs fonctions. C'est l'examen de ces faits, c'est l'étude générale de l'influence du contenant sur le contenu appliquée à la poitrine que nous nous étions proposée d'abord; nous avions même commencé des recherches et réuni de nombreux documents à ce sujet; mais nous avons reconnu bientôt qu'il nous fallait renoncer à ce plan dont l'exécution nous eût entraîné à des dimensions tout à fait disproportionnées pour un travail de la nature de celui-ci, et nous restreindre au titre plus modeste de cette thèse.

Nous diviserons notre sujet en deux parties.

Dans la première, nous étudierons les déformations thoraciques dans les déviations vertébrales et leurs conséquences anatomiques et physiologiques.

Dans la seconde, nous montrerons, par plusieurs observations que les troubles fonctionnels, résultant de ces difformités, peuvent aller jusqu'à l'ensemble des symptômes propres aux maladies du cœur. — Nous verrons quelle est, dans ce cas, la lésion presque constante de l'appareil central de la circulation; nous esquisserons son mode de développement; enfin, nous terminerons pas quelques considérations pratiques.

Nous ne nous dissimulons ni le poids de la tâche que nous nous sommes imposée, ni les difficultés que nous rencontrerons à chaque pas; aussi, auteur novice, sollicitons-nous l'indulgence de nos juges et du lecteur en considération de notre bonne volonté.

DE L'INFLUENCE
DES
DÉVIATIONS VERTÉBRALES
SUR LES FONCTIONS
DE LA RESPIRATION ET DE LA CIRCULATION.

« Il n'est point d'organes qui aient besoin de plus de liberté et qui soient plus facilement troublés dans leurs fonctions par des obstacles mécaniques.

(DELPECH, *Orthomorphie*, t. I, p. 348.)

PREMIÈRE PARTIE

De toutes les déformations de la poitrine, capables de réagir sur les organes sous-jacents, d'en gêner les fonctions et d'y développer des maladies, les plus importantes sont, sans contredit, celles qui sont la conséquence de la déviation de la colonne vertébrale, cette *carène* du squelette comme l'appelle Galien.

Ces déformations, certainement, se sont vues de tout temps; mais elle n'ont été bien connues dans leur diversité, leur nature et leurs conséquences, que lorsqu'on les eut étudiées le scalpel à la main. Vésale, Fallope, Haller, Helwich, Morgagni, Portal, contribuèrent successivement par leurs recherches à éclairer la question. On connut alors la disposition réelle des déviations de l'épine, les déformations thoraciques, les changements survenus dans la direction des vaisseaux et dans le volume et la forme des organes; on rattacha alors à ces lésions la gêne habituelle de la respiration que présentaient les malades; dyspnée déjà assez connue au temps de Sauvages, pour que cet auteur en ait fait une espèce à part, sous le nom de *asthma à gibbo*, rangée plus tard par Cullen dans la *dyspnœa thoracica*. « A partibus thoracem cingintibus læsis, vel male « conformatis; » dyspnée qu'on savait rendre si fréquentes, et en même temps si graves les maladies thoraciques chez les individus ainsi mal conformés.

Vers le commencement du siècle, l'orthopédie fit un pas immense, grâce à des recherches activement poursuivies à la fois en Angleterre, en Allemagne et en France. C'est alors que parurent les travaux de Schaw, de Bampfield, de Charles Bell et de Jarrold; de Wentzel, de Heidenreich et de Siebenhaar; de Dupuytren, de Delpech et de M. Serres. Mais la préoccupation principale de ces auteurs était la recherche de l'étiologie des difformités, de leur nature véritable, de leur mode de production, et, comme conséquence, l'invention des moyens mécaniques propres à les faire disparaître.

La question des troubles fonctionnels apportés

dans les organes thoraciques était laissée sur le second plan. Toutefois, dans le *Traité de l'Orthomorphie* de Delpech (1828), un chapitre assez étendu est spécialement consacré à l'étude *des effets des difformités sur les appareils des diverses fonctions.* L'auteur y fait remarquer que les organes qui ont le plus à souffrir sont ceux de la respiration et de la circulation ; il signale la compression des poumons, le déplacement du cœur et des vaisseaux, et rapporte quelques observations intéressantes dont nous tirerons profit dans la suite de ce travail.

Deux ans après la publication du livre de Delpech, l'Académie des sciences proposait au concours pour le grand prix de chirurgie, la question suivante : Déterminer, par une série de faits et d'observations authentiques, quels sont les avantages et les inconvénients des moyens mécaniques et gymnastiques appliqués à la cure des difformités du système osseux. A ce titre trop vague était annexée une énumération des différents points à envisager dans la question, et, entre autres, l'influence que les difformités exercent sur les fonctions et principalement sur la circulation du sang, la respiration, la digestion et les fonctions du système nerveux.

Ce ne fut que six ans plus tard, et après que la question eut été remise trois fois au concours, que l'Académie eut à couronner deux mémoires remarquables par leur étendue, le nombre et la variété des faits soumis à l'étude, et le talent des auteurs, M. J. Guérin et M. Bouvier. Le concours est resté célèbre et les mémoires inédits. Le rapport de Double, consigné dans le *Compte rendu des séances de l'Académie des sciences* (1837), nous a heureusement conservé, assez complétement, les recherches des auteurs sur la *physiologie des difformités ;* question toute neuve alors et naturellement en saillie, mais qui bientôt retomba dans l'oubli. Elle y resta jusqu'en 1858, époque à laquelle M. Bouvier, dans ses leçons cliniques sur les maladies chroniques de l'appareil locomoteur, vint consacrer de nombreuses pages à l'histoire des déformations viscérales et des troubles fonctionnels dans les déviations de l'épine. Cet ouvrage et l'atlas qui l'accompagne nous ont été du plus grand secours.

Depuis lors, rien de nouveau, que nous sachions, n'a été entrepris dans cette direction.

Dans ses leçons d'orthopédie, publiées en 1862 par MM. Guyon et Panas, M. le professeur Malgaigne fait simplement allusion aux troubles que nous étudions et n'insiste que sur l'état anémique des sujets au moment où se produit la difformité. C'est en puisant largement à toutes ces sources que nous allons donner le tableau des différents effets des déviations rachidiennes sur les fonctions des organes thoraciques. Nous aurons particulièrement en vue les courbures siégeant à la région dorsale. Nous ne nous préoccuperons pas de l'origine des difformités; essentielles ou rachitiques, à l'époque où nous étudions, elles sont tellement semblables, que la rectitude ou la difformité concomitante des membres peut seule la faire distinguer.

Les déviations rachidiennes sont ou antéro-postérieures ou latérales. Les premières ne présentant qu'un intérêt médiocre, nous les traiterons tout d'abord et rapidement. Nous étudierons ensuite les déviations latérales, et, après avoir esquissé la conformation de la poitrine dans ces cas, nous en montrerons les conséquences.

I. DÉVIATIONS ANTÉRO-POSTÉRIEURES.

a. *Cyphose.* — C'est l'incurvation du rachis en avant. Juvénile ou sénile, essentielle ou symptomatique, la cyphose dorsale amène dans la conformation de la poitrine des changements identiques.

Par la courbure exagérée du rachis, les côtes se rapprochent les unes des autres et les espaces intercostaux sont rétrécis. L'extrémité postérieure des côtes, au niveau de la courbure, est attirée en arrière, et la courbure de ces arcs augmente au niveau de leur angle. Vers leur partie moyenne, au contraire, les côtes se redressent et repoussent en avant le sternum qui devient convexe. La poitrine en avant est donc plus saillante et plus arrondie. Dans des cas plus rares, le sternum est attiré en arrière par sa partie moyenne et la poitrine est déprimée à son niveau.

On voit que, dans la cyphose, les diamètres vertical et transverse de la poitrine diminuent, que l'antéro-postérieur s'accroît, mais la poitrine conserve une forme à peu près régulière ; c'est sans doute pour cela que la cyphose a des effets peu graves, et qu'elle peut exister, dit Delpech, à un degré considérable, *sans grande gêne dans la respiration et sans le moindre trouble de la circulation.* Il fait une restriction cependant pour les cas où le sternum viendrait à s'enfoncer en arrière.

Quand la cyphose est légère, qu'elle constitue seulement le *dos voûté*, elle n'a d'autre inconvénient que d'altérer la régularité de la stature ; mais, lorsqu'elle arrive à un degré assez accusé, elle peut provoquer des troubles analogues à ceux qu'on observe dans la scoliose. Cette opinion nous est suggérée par un cas de cyphose dorsale très-marquée dont nous donnerons plus bas le récit. (Obs. I.)

Il importe de rappeler en outre que, dans certains cas de cyphoses, les séniles surtout, les vertèbres peuvent se souder entre elles, les côtes se souder au rachis ou bien aux côtes voisines ; le thorax de Séraphin (musée Dupuytren, n° 652 *a*), en est un exemple célèbre. La gêne de la respiration vient bien moins alors de la difformité de la cage thoracique que de l'immobilité obligée des pièces qui, par leur jeu, doivent effectuer la respiration.

B. *Lordose.* — C'est l'inflexion du rachis en arrière. La lordose dorsale essentielle est presque un mythe, c'est ce qui explique, sans aucun doute, le laconisme des auteurs à son sujet. Mais on peut l'observer avec une certaine fréquence comme conséquence des cyphoses lombaires, suites de mal de Pott ; c'est alors une véritable lordose de compensation.

Il y a actuellement à la Pitié, dans le service de M. le Dr Richet, un malade atteint de mal de Pott lombaire ancien, avec gibbosité arrondie très-prononcée dans cette région. La nature de la maladie est révélée, dans les commémoratifs, par l'existence, il y a quelques années, d'un abcès inguinal qui s'est résorbé ; par des douleurs de reins constantes et actuellement par la présence dans la région fessière des deux côtés de deux énormes abcès par congestion. La gibbosité date de l'âge de dix à douze ans, et le malade en a aujourd'hui vingt-huit.

La cyphose dorso-lombaire est compensée par une lordose dorsale. Le rachis dans la partie moyenne de cette région est profondément enfoncé et le dos est creusé en gouttière. De chaque côté les omoplates font saillie, les deux moitiés de la poitrine sont d'ailleurs parfaitement symétriques en arrière. En avant, même symétrie ; la poitrine est saillante, arrondie ; le sternum est infléchi suivant sa longueur au niveau de la troisième pièce, et convexe en avant. Le thorax est très-affaissé verticalement, il est élargi, et un plan qui le couperait transversalement au niveau de la sixième dorsale donnerait de son contour une figure réniforme. La partie inférieure de la colonne dorsale contribue à former la gibbosité lombaire; les trois dernières côtes inférieures sont attirées en arrière avec elle.

Avec une telle déformation, le malade éprouve habituellement de la dyspnée, il a l'haleine courte, contracte facilement des rhumes et ne peut ni faire un effort énergique, ni hâter sa marche sans voir survenir des palpitations qui le forcent à s'arrêter. Il n'a cependant rien de matériel au cœur et sa santé est relativement bonne.

Il y a loin de ce tableau à celui qu'ont donné les auteurs, sur la foi de Delpech. Le chirurgien de Montpellier avait confondu avec la lordose une scoliose à triple courbure, et avait attribué les accidents observés dans ce cas à une déviation qui en est le plus souvent innocente. M. Bouvier a su relever cette erreur. Jusqu'à plus ample informé, la lordose n'a donc pas d'aussi graves conséquences qu'on l'avait cru jusqu'ici.

II. — DÉVIATIONS LATÉRALES.

Que le rachis s'infléchisse à gauche ou à droite, sa déviation latérale a reçu le nom de *scoliose*. Bien que la courbure puisse, suivant les circonstances, se présenter en un point quelconque de la colonne vertébrale, que l'inflexion puisse se faire d'un côté ou de l'autre, qu'il puisse exister une seule, deux ou trois courbures et que toutes ces déviations offrent plusieurs périodes dans leur évolution ; il ne nous est pas possible, dans une description, qui doit être nécessairement générale et rapide, d'envisager les innombrables cas particuliers que la combinaison de tant d'éléments divers présente dans la pratique.

Il est donc indispensable de choisir des types, autour desquels l'intelligence du lecteur groupera les variétés. Disons d'abord que les scolioses au troisième degré, les scolioses confirmées, sont les seules où les déformations soient assez prononcées pour pouvoir produire des accidents, et que c'est à ces cas seulement que se rapportent les divers troubles signalés par les auteurs.

Rapportons ensuite que la courbure vraiment importante et la plus commune est celle qui siége à la région dorsale, dans sa partie moyenne et supérieure, et dont la convexité est le plus souvent dirigée à droite. Cette fréquence s'explique, suivant M. Bouvier, par l'existence en ce point du rachis d'une courbure physiologique, due à la présence de l'aorte à gauche de la colonne vertébrale, courbure déjà signalée par Sabatier, et dont la déviation pathologique ne serait que l'exagération.

Pour compenser cette incurvation dorsale et rétablir l'équilibre du tronc, il se fait, le plus souvent, une incurvation de la colonne lombaire en sens inverse et dont la convexité est tournée à gauche par conséquent. Cette double courbure constitue la courbure en S, dans laquelle, le plus souvent l'arc dorsal, ou quelquefois l'arc lombaire, peut être prédominant.

C'est dans cette déviation la plus générale que nous allons étudier la forme de la poitrine des scoliotiques.

Si l'inclinaison latérale du rachis a pour conséquence obligée de rapprocher les unes des autres les côtes du côté concave et de les éloigner au contraire du côté de la convexité de la courbure, la déformation, et surtout la *torsion* des corps vertébraux amènent dans les deux moitiés du thorax des changements bien plus importants. Du côté droit, en effet, les côtes attirées en arrière, infléchies très-fortement au niveau de leur angle, s'enroulant autour du corps des vertèbres, constituent en dehors et au niveau de la convexité rachidienne une saillie considérable, anguleuse; c'est la *bosse* proprement dite. Du côté de la concavité, les côtes, rapprochées les unes des autres, sont redressées à leur partie postérieure, leur angle s'efface et, au lieu d'une saillie comme du côté opposé la partie postérieure gauche de la poitrine présente une dépression considérable.

Voyons maintenant l'aspect antérieur du thorax : du côté droit, les côtes dont la courbure postérieure s'est exagérée, deviennent presque rectilignes à leur extrémité sternale; du côté gauche, le phénomène inverse se produit; redressée en arrière, la courbure des côtes s'exagère en avant et de cette double disposition résulte ordinairement une gibbosité gauche antérieure.

Le sternum peut être arrondi et convexe en avant, très-rarement concave. Cette déformation est produite par l'affaissement du diamètre vertical de la poitrine et de la coexistence avec les scolioses un peu prononcées d'un certain degré de cyphose. En effet, la diminution du diamètre vertical dans la scoliose tient bien moins à l'inclination latérale de l'épine qu'à la torsion des corps vertébraux... Ceux-ci se dévient à droite, la colonne rachidienne perd sa solidité, le poids de la partie supérieure du tronc fait plier en avant le rachis et exagère la concavité naturelle de la région dorsale. Quelquefois cette inflexion est telle que, n'était la gibbosité latérale, on croirait le malade atteint de cyphose.

On voit, par ce qui précède, combien est altérée la forme normale du thorax; on dirait que la poitrine a été aplatie de droite à gauche et d'avant en arrière. Le diamètre oblique mené de l'angle des côtes droites aux cartilages costaux gauches, est très-augmenté; mais tous les autres diamètres de la poitrine sont diminués et la capacité totale de la poitrine l'est conséquemment.

La déformation du thorax n'est pas moins sensible à l'intérieur de sa cavité que vue extérieurement. Nous en empruntons la description au livre de M. Bouvier (*loc. cit.*, 402).

« La partie moyenne de la colonne dorsale, en se rapprochant des côtes droites, rétrécit le demi-thorax correspondant dans presque toute sa hauteur, mais surtout au milieu et en arrière.

« Sa cavité se dilate toutefois au delà des corps vertébraux, derrière lesquels on trouve une sorte de cul-de-sac produit par la convexité exagérée des côtes. Cette arrière-cavité disparaît complétement, lorsque les côtes sont appliquées sur les corps des vertèbres. Ce même côté de la poitrine est encore réduit : 1° par l'aplatissement des côtes, dont la courbure, augmentée en arrière, diminue en avant; 2° par l'abaissement et l'obliquité plus grande de ces arcs osseux, qui se rapprochent ainsi de l'axe de la poitrine.

« Le côté opposé, le côté gauche, sauf le cas que j'ai supposé, gagne en longueur par le déplacement du rachis à droite; mais il perd davantage par le déplacement et par l'affaissement des côtes de la concavité. Les plus déformées, celles dont la courbure est remplacée par une ligne droite, font saillie dans l'intérieur du thorax; elles forment une sorte de crête ou d'arête qui partage sa moitié gauche en deux loges superposées. Le prolongement antérieur du demi-thorax gauche dans la gibbosité antéro-gauche est loin de compenser la réduction qu'il subit en arrière et sur le côté. »

Pour compléter la description de la cavité thoracique, il est indispensable de parler du diaphragme qui en forme la paroi inférieure. Au lieu de décrire cette voûte régulière qu'on observe à l'état physiologique, le diaphragme suit le mouvement de la portion du rachis à laquelle il s'attache; il prend une direction oblique en bas et à gauche, un développement inégal, une forme irrégulière. Il est en outre refoulé en haut par les viscères abdominaux et contribue par son ascension à diminuer la capacité thoracique.

En renversant la description que nous venons de faire de la forme de la poitrine dans la scoliose la plus commune, on aura le tableau de ce qu'on observe dans la déviation dorsale à convexité gauche. On y trouvera une gibbosité postérieure gauche, une saillie antérieure droite, l'allongement du diamètre oblique joignant les gibbosités et l'aplatissement de la poitrine d'avant en arrière et de gauche à droite.

Rappelons, encore une fois, que ces descriptions ne se rapportent qu'à des types habituels et qui peuvent beaucoup varier. La gibbosité antérieure, par exemple, est quelquefois à peine sensible.

A. *Examen anatomique des altérations viscérales.*

a. *Appareil pulmonaire.* — Les poumons, en vertu du peu de consistance de leur tissu, sont les organes les plus déformés par la scoliose; ils se moulent exactement sur les anfractuosités que décrit la paroi thoracique. Celui qui se trouve du côté convexe, refoulé par la colonne vertébrale, pressé par elle contre les côtes, est considérablement aplati de dehors en dedans. Son bord postérieur, transformé en une lamelle amincie, logé dans la gouttière costo-vertébrale, offre des lésions diverses de tissu : emphysème, condensations, carnification et même état fibro-celluleux ; le poumon gauche se développe librement dans la concavité de la courbure, mais il est rétréci et par la hauteur moindre du thorax de son côté et par l'aplatissement postérieur de la gouttière costale.

Les deux poumons, l'un et l'autre, sont beaucoup plus petits qu'à l'état normal. Le plus souvent il y en a un des deux qui a souffert plus que l'autre de la compression ; dans les déviations à convexité droite, c'est ordinairement le droit ; c'est le gauche lorsque la courbure de l'épine est saillante du même côté. Une cause spéciale vient même dans ce cas rétrécir d'avantage le volume du poumon gauche, c'est la présence du cœur de ce côté de la poitrine. A ces poumons se rend une trachée étroite, déviée de sa direction, se divisant en deux branches de dimension différente et proportionnées chacune au volume du poumon auquel elle est destinée. Signalons aussi que la même inégalité se remarque dans les branches de bifurcation de l'artère pulmonaire ; le sujet de notre 10e observation présentait cette disposition très-accusée.

Indépendamment de la déformation et de l'atrophie, on trouve encore dans les poumons de l'emphysème disséminé et une hyperémie notable.

b. *Appareil circulatoire.* — Le cœur peut éprouver, de la part des difformités, des modifications importantes dans sa situation et dans son volume.

Le déplacement le plus général c'est le rapprochement du cœur de la base du cou. Morgagni, dans sa quatrième lettre, en décrivant l'autopsie d'une scoliose dorsale gauche très-accusée, signale et ce fait et sa cause. « Spina autem et sternum, « quod segmentum annuli repræsentabat, quanto « magis curva erant, tanto magis summum dia- « phragmatis fornicem supremis thoracis finibus « propriorem faciebant ; ut cordis, quod potius ma- « gnum erat, basis summa sui parte vix a jugulo « tantillum distaret. » C'est ce déplacement que nous avons le plus souvent rencontré ; nous avons trouvé en outre le cœur plus rapproché de la ligne médiane.

Si le cœur peut, par rapport au rachis, présenter les situations les plus variées, c'est la locomotion de la colonne qui fait les frais du changement des rapports. Le cœur en effet occupe à peu près toujours sa place habituelle derrière le sternum. Il y a cependant des déviations extrêmes où le cœur est entraîné à droite ou à gauche et semble même, dans certains cas, étroitement serré par la poitrine rétrécie. Delpech en a cité des exemples.

Il semblerait donc que le cœur peut être comprimé par la paroi thoracique, pressé entre elle et la colonne vertébrale ; cette compression avait paru inévitable dans la scoliose gauche dorsale moyenne ;

et on avait supposé que dans ce cas les mouvements du cœur devenaient complétement impossibles. Cependant M. Bouvier a observé deux malades, qui présentaient une scoliose dorsale gauche intense, dont l'une, notamment, était parvenue à un âge très-avancé sans éprouver d'accidents. Dans ce cas, la colonne vertébrale dépassait le cœur en arrière et à gauche, et celui-ci se trouvant logé au niveau de la concavité rachidienne, évitait ainsi la compression. Cependant les chances de compression sont toujours plus grandes dans la scoliose gauche, à cause de la dépression de la région antéro-gauche de la poitrine.

Le volume du cœur est rarement normal. Quelques auteurs ont dit qu'il pouvait être diminué, nous n'avons pu en trouver de preuves nulle part, nous craignons que cette atrophie n'ait été imaginée plutôt comme une conséquence théorique de la compression que déduite de l'observation des faits. Nous l'avons trouvé au contraire augmenté; mais, comme l'état du cœur est le but principal de nos recherches, que nous en parlerons plus loin en détail, nous nous bornons pour l'instant à cette simple mention.

L'artère aorte présente des particularités intéressantes. Sa crosse est beaucoup moins étendue qu'elle ne l'est d'ordinaire, sa portion ascendante surtout est raccourcie. Le vaisseau gagne la partie latérale gauche de la colonne vertébrale et s'accole à elle pour en suivre assez exactement les sinuosités ; elle s'infléchit avec elle au niveau de ses courbures, et, si celles-ci sont brusques, à angle aigu, on voit, à la partie concave de la courbure artérielle, un pli profond. Du côté de la convexité de la courbure, la paroi artérielle peut céder à l'impulsion du sang et se dilater. M. J. Guérin a signalé cette disposition. Dans les scolioses gauches très-accusées, la situation habituelle de l'aorte est changée, le vaisseau, croisant la direction du rachis, vient se placer du côté de la concavité de la courbure dorsale et à droite par conséquent de la colonne rachidienne.

On s'est borné, jusqu'ici, à décrire les diverses courbures de l'aorte; mais les vaisseaux qui en émergent, le tronc brachio-céphalique, la carotide et la sous-clavière gauche, présentent aussi des déformations. La direction de ces branches est surtout modifiée.

Les carotides, devenues sinueuses, se contournent autour de la trachée; les sous-clavières, suivant le sens de la déviation, suivant l'abaissement ou l'élévation de l'épaule qui leur correspond, ont leur courbure exagérée ou redressée; nous avons trouvé aussi le tronc brachio-céphalique très-court, ayant à peine 15 à 20 millimètres, comme si le vaisseau avait cessé de s'accroître en longueur, alors que la déviation avait rendu cet accroissement inutile.

Pour bien apprécier ces détails, il faudrait disséquer des pièces injectées, faire en un mot des *préparations;* nos recherches ayant été faites à l'hôpital, et avec la hâte et les ménagements que commandent les autopsies, il ne nous a pas été possible d'étudier à fond la question.

Nous avons rencontré cependant une disposition curieuse et qui mérite d'être signalée; chez une malade bossue, dont nous donnerons plus loin l'histoire (obs. 6), nous constatâmes pendant la vie une différence très-notable dans les pulsations radiales à droite et à gauche; de ce côté, c'est à peine si nous sentions les battements artériels. A l'autopsie, nous trouvâmes l'explication de cette différence; la sous-clavière du côté gauche était fléchie sur elle-même à angle droit, à 1 centimètre environ au-dessus de son origine, elle avait de plus subi un mouvement de rotation suivant son axe qui portait la face inférieure du vaisseau en avant.

Chez une autre malade atteinte d'une courbure en S très prononcée, avec gibbosité double, l'une supérieure dorsale droite, l'autre inférieure dorsolombaire gauche, malade que M. Monneret nous a fait voir, il y a peu de temps, dans son service, c'était le pouls radial droit qui était plus faible. Mais cette faiblesse tenait ici à une cause tout autre: à une dilatation anévrysmale affectant la sous-clavière et la carotide droites et peut-être le tronc brachio-céphalique; du côté gauche la carotide externe était également dilatée.

Le système veineux offre un caractère général, c'est son développement considérable.

La veine cave inférieure éprouve de plus dans la région lombaire des déplacements analogues à ceux de l'aorte dans tout son trajet. Cependant, plus fréquemment qu'elle, elle peut conserver sa disposition rectiligne.

La veine cave supérieure et ses affluents éprouvent aussi des modifications qui peuvent se résumer comme il suit :

Changement de direction, augmentation de calibre et diminution de longueur.

B. *Troubles amenés par la scoliose dans les fonctions des poumons et du cœur.*

A. *Respiration.*— Si l'on se reporte par la pensée à la description que nous venons de donner de la déformation de la poitrine et des changements survenus dans la disposition et la texture des viscères, on ne sera pas étonné de voir que chez les bossus, la respiration est le plus souvent troublée.

La *capacité vitale*, autrement dit la somme des volumes d'air inspiré et expiré par des mouvements énergiques de la poitrine, est diminuée dans les déviations intenses du rachis. (Schneevogt, *Ueber den praktischen werth des spirometers. Henle's Zeitch für rationn. med.* 1854)., Cette diminution tient non-seulement à celle du volume de l'appareil respiratoire, mais encore aux modifications apportées dans la mobilité des diverses pièces de la poitrine. On sait en effet que la mobilité variable du thorax, influence singulièrement les résultats spirométriques.

Or, cette mobilité est on ne peut plus entravée dans les déviations scoliotiques. «Tantôt, dit M. J. Guérin, la dilatation du thorax est nulle des deux côtés, tantôt incomplète à droite ou à gauche; la respiration est exclusivement diaphragmatique ou abdominale dans un grand nombre de cas; il y a un mouvement partiel des côtes supérieures, du côté convexe, rentrée partielle de la base du thorax du côté concave et mouvement d'ascension de la totalité du thorax. »(*Rapport de Double*, *Compte rendu des séances de l'Acad. des sciences*, 1837.)

Les bossus, à part quelques exceptions, ont généralement l'haleine courte; les mouvements respiratoires compensent ainsi par leur fréquence le travail insuffisant de chaque inspiration. Mais, lorsque les malades veulent courir, se livrer à un effort un peu soutenu, la respiration s'accélère davantage, devient alors une véritable dyspnée, incapable d'entretenir une hématose suffisante et qui contraint immédiatement le malade au repos.

Si une simple cause physiologique, telle qu'un effort quelquefois léger, suffit pour perturber si énergiquement l'hématose, on comprend sans peine qu'une cause pathologique, venant agir sur le poumon ou les bronches l'abolisse complétement. C'est ainsi que les bossus peuvent périr d'un rhume, de la bronchite la plus légère, incapable même de causer la moindre préoccupation à un individu bien conformé. Les affections plus profondes ont un effet bien plus rapidement funeste (obs. 6). Nous en avons observé un cas remarquable, mais ce n'est pas avec un fait isolé, c'est par l'analyse de faits nombreux qu'on pourrait donner plus de précision à ce point de la science.

Stoll, dépouillant les registres de l'hôpital de la Sainte-Trinité, y trouve noté avec soin que beaucoup de bossus ont péri de phthisie, de péripneumonie, d'asthme et d'hydropisie de poitrine (*Médecine pratique*, tome I, p. 191). C'est encore par la statistique qu'on pourrait savoir exactement quelles sont les maladies thoraciques qui atteignent le plus souvent les gibbeux. On verrait probablement alors que la phthisie pulmonaire, qu'à cause de l'étroitesse de la poitrine, on avait crue chez eux très-fréquente, ne les atteint pas plus souvent que les individus bien conformés. Nous avons rencontré des tubercules dans quelques-unes de nos autopsies, mais, dans tous ces cas, les sujets avaient reçu par hérédité le germe de la maladie.

Parmi toutes les scolioses, les empyématiques auraient, selon Delpech, une gravité très-grande. Cette opinion lui avait été suggérée par l'observation d'un fait particulier de déviation considérable due à cette cause, qui s'était accompagnée d'accès d'asthme terribles, avec paralysie passagère du diaphragme, et dans lesquels à chaque fois le malade semblait devoir succomber. Mais on comprend d'ailleurs facilement que la scoliose empyématique, quand elle est considérable, ait de bien graves conséquences ; car là, outre la déformation de la poitrine, il y a un poumon antérieurement et profondément altéré et sans utilité pour l'hématose.

C'est ici le lieu de rappeler que, dans les déviations de l'épine, l'exploration de la poitrine présente quelques particularités utiles à connaître.

Du côté de la convexité de la courbure vertébrale, au niveau de la gibbosité, la percussion donne un son mat ; la présence des corps vertébraux d'abord, du poumon atélectasié ensuite, explique parfaitement l'absence de sonorité en ce point. En arrière, du côté concave, on trouve au contraire du son. En avant c'est sur les parties latérales et en haut tout à fait sous les clavicules qu'on trouve de la sonorité.

Le cœur répond le plus souvent à la partie centrale de la paroi thoracique antérieure, il donne là une matité plus vaste qu'à l'état normal ; il est en effet en rapport plus immédiat et plus étendu avec le paroi de la poitrine et plus largement accessible à la percussion par la rétrocession du poumon gauche. L'impulsion cardiaque est conséquemment plus forte et les bruits plus près de l'oreille.

L'auscultation de la poitrine fait voir que le murmure vésiculaire, très-faible ou nul, au niveau de la gibbosité, prend dans presque tous les autres points une énergie plus grande et, en quelque sorte, les caractères de la respiration bronchique. — Le plus souvent, comme l'avait indiqué déjà Laënnec, l'auscultation immédiate est rendue impossible par l'irrégularité de la poitrine, et il faut recourir au stéthoscope.

Ce que nous venons de dire n'est que l'expression de la généralité des faits ; un nombre infini de circonstances peut faire varier les résultats de l'application du stéthoscope et du plessimètre qui rencontre toujours chez les gibbeux de très-grandes difficultés.

B. *Circulation.* — La fonction circulatoire est notablement entravée dans les déviations latérales de l'épine ; moins par la compression du cœur, par la déviation des vaisseaux, qu'à cause de la difficulté qu'éprouve le sang à passer des cavités droites dans les cavités gauches du cœur, à travers un appareil pulmonaire incomplet, déformé et emphysémateux.

Le sang stagne donc dans les cavités droites et dans les veines qu'il distend ; des hémorrhagies diverses, abondantes, répétées à intervalles plus ou moins éloignés pendant la vie entière du sujet attestent dans certains cas de cette pléthore veineuse. Elles sont même dans une certaine mesure un bénéfice de la nature qui désemplit ainsi momentanément le système veineux et régularise la circulation.

On trouve dans le *Traité de l'Orthomorphie* de Delpech, tome I, p. 351, l'observation suivante :

« Nous avons observé aussi une jeune fille d'un

grand personnage, dans la famille duquel les difformités de l'épine sont héréditaires, des épistaxis très-graves qui sont manifestement liées au progrès d'une déviation latérale gauche de la région dorsale de l'épine. La jeune malade était alors âgée de 8 ans ; il y en avait trois que l'hémorrhagie persistait : elle se reproduisait après des intervalles de quelques mois ; elle avait lieu alors pendant plusieurs jours de suite, et avait laissé la malade presque anémique.

« Avant que ces hémorrhagies eussent lieu, il y avait eu des douleurs aux côtés, particulièrement au gauche, des palpitations de cœur, et l'on avait constaté le commencement de difformité spinale. Depuis que celle-ci était bien prononcée, les hémorrhagies s'annonçaient par des palpitations de cœur, de l'oppression. Les principaux effets de la difformité consistaient en ce que les côtes moyennes gauches avaient ici été fortement entraînées en dedans, et en ce que la situation du cœur était changée ; cet organe était situé sous le sternum et les côtes droites. »

L'explication de Delpech nous paraît moins intéressante que le fait qu'il cite, en outre qu'elle est un peu confuse ; le lecteur en jugera.

« Il est évident que le déplacement du cœur, par l'effet de la difformité, doit soumettre les vaisseaux à des changements, qui les rendent moins propres à admettre le sang que le cœur y pousse ; il s'ensuit une surcharge des vaisseaux de la tête, et, à la longue, une distension, une surexcitation du cœur qui expliquent les hémorrhagies et les palpitations. »

Nous avons rencontré chez deux malades des hémorrhagies semblables. Chez l'un (obs. 10) elles se faisaient également par la muqueuse nasale, chez l'autre (obs. 4) elles s'effectuent par le rectum où se développent des hémorrhoïdes volumineuses.

C'est encore la stase veineuse que M. J. Guérin a accusée d'amener la prédominance du tissu adipeux chez les bossus. Mais cette prédominance n'est pas la règle; pour quelques sujets qui offrent un certain embonpoint, n'allant pourtant jamais jusqu'à l'obésité, on voit la plupart des autres maigres et grêles.

Outre ces phénomènes, l'embarras de la circulation se traduit encore par l'irrégularité de la contraction cardiaque, des palpitations et une plus grande fréquence habituelle du pouls.

Nous avons esquissé les principaux traits de l'histoire des fonctions chez les sujets atteints de difformité de l'épine. La description reste certainement incomplète, mais il ne peut en être autrement; en effet, la physiologie des bossus « se compose d'une collection d'états anormaux, différents, dans lesquels la fonctionnalité est soumise à des conditions incessamment variées, et fournit à l'observation autant de résultats qu'il y a de combinaisons de ces conditions » (J. Guérin).

Ces divers troubles que nous avons énumérés

constituent-ils simplement chez les gibbeux une *physiologie spéciale*, une santé à part?

N'ont-ils de gravité que parce qu'ils compliquent d'une façon très-fâcheuse les maladies intercurrentes? ou bien peuvent-ils, par leur persistance et leur réaction réciproque, se transformer, à la longue, en un état morbide capable de porter atteinte à la vie?

La seconde partie de notre thèse va répondre à ces questions.

SECONDE PARTIE

Vouloir appliquer à tous les gibbeux ce que nous avons dit dans le chapitre précédent, ce serait s'exposer, de gaieté de cœur, à être justement taxé d'exagération. Indépendamment des scolioses légères, que nous avons déjà exceptées, on trouve des déviations, même bien prononcées, qui, n'occasionnant que quelques troubles insignifiants, n'altèrent pas la santé, et permettent aux sujets qui en sont atteints de fournir une longue carrière.

Quelles sont les conditions de cette immunité ? Dans quelle proportion s'observe-t-elle ? N'ayant guère pu, dans les hôpitaux, examiner que les individus malades, nous ne pouvons que poser ces questions.

A côté de ces faits heureux, il en est de nombreux ; ceux-là, notre tableau ne les représenterait qu'incomplétement. C'est habituellement dans les cas de déformations considérables qu'on les observe.

Les malades, après avoir éprouvé pendant plusieurs années des palpitations de plus en plus violentes, des accès de dyspnée toujours croissante, finissent par avoir de l'œdème aux jambes, des congestions viscérales, et tous les symptômes en un mot de l'enrayement progressif de la circulation, auquel ils ne tardent pas à succomber.

Nous allons rapporter, en les disposant par gradation, une série d'observations à l'appui de ce que nous venons d'avancer. Les plus démonstratives sont celles où la mort a été la conséquence des accidents.

Les faits de ce genre ne sont d'ailleurs pas rares; bien des médecins en ont rencontré dans leur pratique, et nous trouvons mentionné dans les leçons de M. Bouvier, page 449, que « les maladies du cœur sont une des causes de mort les plus fréquentes dans la scoliose. »

OBSERVATION PREMIÈRE.

Hôpital de la Pitié, salle Notre-Dame, service de M. le Dr Empis.

B..... (Marie), 25 ans, couturière.

Cette malade fut reçue à la Pitié et placée à la salle d'accouchements, où elle s'était fait admettre, se croyant enceinte et près de son terme ; il n'en était rien.

Elle est atteinte d'une cyphose qui occupe toute la région dorsale. Les apophyses épineuses sont redressées et soulèvent la peau sous forme d'une saillie dentelée. Le sommet de la courbe correspond à la partie moyenne de la région dorsale. Aucune trace de déviation latérale, ni de torsion du rachis. Les deux moitiés de la poitrine sont en arrière, parfaitement symétriques. Le thorax est très-aplati transversalement ; sa paroi antérieure forme une voûte arrondie, régulière ; le sternum, courbé suivant sa longueur, est convexe en avant. Pas de différence appréciable entre le côté droit et le côté gauche.

Affaissement considérable du diamètre vertical de la poitrine. La cyphose dorsale est compensée par une courbure en sens inverse des régions lombaire et cervicale. Le menton touche presque la deuxième pièce du sternum.

Cette déformation aurait débuté vers l'âge de 5 ans ; elle s'est développée depuis insidieusement, sans douleur : la malade l'attribue à un effort violent de torsion du tronc. Ses parents étaient bien conformés, et elle ne présente pas de traces de rachitisme sur les membres.

La malade, depuis qu'elle est ainsi difforme, a la respiration gênée ; la marche, les moindres efforts l'essoufflent et lui causent des palpitations violentes. Cependant elle se rappelle qu'elle en souffrait bien davantage autrefois et lorsque sa déviation s'établissait.

Au moment où nous observons la malade, elle est sans fièvre, et cependant son pouls est à 120, assez régulier et dur. L'impulsion du cœur est forte, ainsi que les bruits, le premier est prolongé à la pointe ; la matité cardiaque est étendue.

D'ailleurs aucune trace d'œdème sous-cutané. Pas de cyanose.

OBSERVATION II.

Hôpital de la Pitié, salle Saint-Raphaël, n° 6, service de M. le Dr Matice.

K...... (Frédéric), 40 ans, marchand.

Ce malade est atteint de scoliose, courbure principale à convexité droite, siégeant à la région dorsale au lieu d'élection.

Le côté droit de la partie postérieure du thorax se soulève en une gibbosité volumineuse ; le gauche est aplati et rentré ; poitrine étroite en avant ; gibbosité antéro-gauche rudimentaire. La déformation est en somme moyennement prononcée.

La mère du malade était affectée depuis sa jeunesse d'une gibbosité semblable ; lui ne présente aucune trace de rachitisme ; ses membres sont droits et bien conformés ; on trouve aux membres inférieurs, au gauche surtout, des varices volumineuses dont le développement remonte à l'âge de 20 ans

C'est vers 15 ans que la taille du malade a commencé à se dévier; et, depuis cette époque, sa respiration a toujours été gênée; il est devenu sujet à s'enrhumer par la moindre cause, et il tousse depuis lors tant que dure la saison des froids. Cependant il n'a pas jusqu'ici eu d'affection grave de poitrine.

En même temps il éprouve, quelquefois sans cause apparente, mais toujours lorsqu'il se livre à un effort, des palpitations extrêmement pénibles. C'est particulièrement l'acte de la défécation qui ramène le plus énergiquement ces palpitations. Aussi le malade redoute-t-il le moment d'aller à la selle.

Au cœur, l'impulsion est forte; les bruits, nets et métalliques, s'entendent dans une grande étendue; le pouls est fréquent, un peu inégal; pas d'œdème aux jambes.

Dans les deux observations précédentes, les malades présentent les signes de la réaction cardiaque : palpitations, impulsion énergique, peut-être augmentation hypertrophique du volume du cœur, en somme ce qu'on observe dans les affections du cœur encore à leur début.

Dans les deux observations qui vont suivre, la prédisposition nerveuse des malades, leur état anémique donnent aux accès de palpitations un caractère spécial. Là, à la sensation déjà si pénible de battement, de pulsation, se joint une douleur violente à la région précordiale, douleur très-aiguë, persistant un quart d'heure, une demi-heure, rappelant la névralgie du plexus cardiaque.

Dans l'observation quatrième le caractère des accès est identique à celui des accès d'angine de poitrine.

OBSERVATION III.

Hôpital de la Pitié, salle Notre Dame, n° 10, service de M. le Dr Empis.

L..... (Annette), 28 ans, lingère.

Elle est bossue à un haut degré, enceinte à terme et en travail; mais l'expulsion du fœtus ne peut avoir lieu : le bassin n'a que 8 centimètres dans son diamètre antéro-postérieur, et le fœtus présente l'épaule. Version pelvienne, puis céphalotripsie. Deux ans auparavant elle avait déjà supporté heureusement une opération semblable. Cette fois encore elle fut rétablie au bout de quelques jours, et nous pûmes l'interroger.

Elle est atteinte d'une scoliose à triple courbure, l'une supérieure dorso-cervicale tournée à gauche, une moyenne dorsale à convexité droite, c'est la principale; une inférieure lombaire tournée à gauche.

Une gibbosité considérable occupe la partie postéro-inférieure droite du thorax; le côté gauche est aplati et enfoncé. En avant, poitrine étroite, étranglée circulairement au niveau de la septième côte, avec redressement du sternum à sa partie inférieure, et déjettement en dehors des cartilages des fausses côtes.

Cette difformité s'est développée lentement, sans provoquer de douleurs, de 18 à 25 ans. Depuis lors, dyspnée habituelle, mais pas de maladies sérieuses de poitrine. Palpitations violentes revenant par accès, s'accompagnant d'une douleur très-aiguë à la région précordiale, sans irradiation dans le bras gauche, produisant une anxiété extrême, lipothymique. La malade raconte que depuis trois ans les paroxysmes sont plus fréquents, qu'ils reviennent habituellement le soir, et qu'il est rare qu'elle passe un jour sans en être incommodée. Pendant ces accès, dont la durée est très-variable, la malade est d'une pâleur extrême, nullement violacée. La respiration continue à se faire, mais timidement, à cause de l'acuité de la douleur.

Au cœur l'impulsion est normale, et on ne trouve d'autre

lésion appréciable qu'un bruit de cornant au premier temps et à la pointe. Pas de traces d'infiltration aux membres inférieurs qui sont d'ailleurs très-droits.

OBSERVATION IV.

Hôpital de la Pitié; salle du Rosaire, n° 31; service de M. le Dr Marrotte.

L. ... (Eugénie), 50 ans. Entrée le 23 novembre.

Chez cette malade, dont les parents étaient d'ailleurs bien conformés, la déviation de l'épine s'est développée sans cause appréciable vers l'âge de 13 à 14 ans. Aucun traitement ne lui ayant été opposé, elle avait acquis, à l'âge de 20 ans, le degré énorme que nous constatons aujourd'hui. De 13 à 20 ans; épistaxis fréquentes; à 17 ans les règles apparaissent. Vers l'âge de 20 ans les hémorrhagies nasales cessent et sont remplacées par un flux hémorrhoïdal habituel. A 30 ans, elle entre à l'Hôtel-Dieu, dans le service de P. Boyer; ses tumeurs hémorrhoïdales furent détruites par le fer rouge, mais elle n'en continua pas moins à perdre de temps en temps du sang en allant à la selle; elle en perd même encore aujourd'hui.

Dès l'âge de 27 ans la malade a commencé à ressentir des palpitations et des douleurs dans la région précordiale. Depuis cette époque, à plusieurs reprises, elle consulta des médecins qui différèrent d'opinion sur la nature de sa maladie; tandis que les uns, frappés de la mobilité nerveuse de la malade, ne voyaient, dans les symptômes qu'elle éprouvait, qu'une névralgie cardiaque, les autres diagnostiquaient une lésion matérielle du cœur. — Le traitement varia peu d'ailleurs : digitale, narcotiques, vésicatoires répétés. De temps en temps la malade se reposait et gardait la chambre pendant quelques jours, quelques semaines, puis reprenait ses occupations.

Depuis deux ou trois ans les troubles cardiaques ont paru s'accroître; ils ont pris un caratère particulier; la douleur précordiale, devenue plus forte, irradiait quelquefois dans le bras gauche; les palpitations en même temps étaient plus violentes, s'accompagnaient d'un sentiment plus pénible, comme lipothymique.

La malade entre ici le 23 novembre. Elle est d'une constitution sèche, et présente les attributs du tempérament dit nerveux. Vive, irritable, elle n'a jamais eu cependant de véritables attaques de nerfs. Ses membres sont droits, les inférieurs ne présentent pas d'œdème; jamais ils n'en ont été atteints. La colonne vertébrale est le siége d'une double courbure : l'une dorsale à convexité droite; l'autre dorso-lombaire dirigée en sens contraire. La déformation de la poitrine est chez elle aussi accusée que possible.

Cependant sa respiration n'est pas habituellement très-gênée; elle ne tousse pas, elle n'a jamais toussé; elle éprouve continuellement et depuis longues années une douleur au-dessus du sein gauche, et un sautillement insupportable dans ce côté de la poitrine. Par instants cette douleur devient plus aiguë, c'est particulièrement vers le soir; en même temps les battements cardiaques prennent une énergie insolite et causent à la malade un malaise indéfinissable. Depuis quelque temps, ces accès revêtent la forme de l'angine de poitrine; le 7 décembre, la malade eut un accès très-marqué, avec douleur très-aiguë s'étendant de la région précordiale au pli du coude, tendance à la syncope, altération et pâleur du visage, anxiété. Ce malaise dura plus d'une demi-heure. Ordinairement vers le soir il y a un accès, mais bien plus léger.

Au cœur on trouve une matité étendue, une impulsion énergique, un bruit de courant marqué à la pointe; à la base un souffle plus doux, chlorotique, prolongé dans les carotides et accompagné d'un murmure veineux des plus intenses. Il est rare qu'en auscultant le cœur pendant quelques secondes, on n'entende pas un faux pas du cœur, correspondant à une intermittence radiale. Le pouls est plein, large, dur, assez régulier, ordinairement fréquent; rien dans la poitrine.

Jusqu'ici nous trouvons la circulation pervertie, le cœur se contractant irrégulièrement, douloureusement; mais son action reste suffisante. N'y a-t-il dans ces cas qu'un simple trouble fonctionnel du cœur ? l'organe a-t-il déjà subi une altération organique ? Chez la malade de notre quatrième observation la chose n'est pas douteuse, l'hypertrophie du cœur est certaine, la lésion de l'orifice mitral probable.

Les trois autres malades nous ont fait songer plus d'une fois à cette phrase consolante de la préface de Stokes : 1° « La distinction entre le trouble fonctionnel et une affection organique met parfois en défaut le discernement du praticien le plus habile et le plus expérimenté. »

Dans l'observation suivante le trouble mécanique de la circulation s'accuse davantage et de l'œdème commence à se montrer aux malléoles.

OBSERVATION V.

Hôpital de la Pitié, salle du Rosaire, n° 17, service de M. le Dr Marrotte.

B..... Adèle, 60 ans, institutrice.

Scoliose, courbure principale dorsale moyenne à convexité droite, héréditaire, et dont le développement remonte à l'âge de 10 ou 12 ans. Pas de traces de rachitisme sur les membres. Jamais de rhumatisme.

Santé délicate, toux habituelle l'hiver, respiration courte. Depuis cinq ou six ans la dyspnée est devenue plus grande, les palpitations plus fréquentes. Depuis quelque temps les jambes enflent vers la fin du jour et désenflent la nuit.

C'est pour ces divers symptômes que la malade entre à l'hôpital. Les fonctions digestives sont intactes, il n'y a pas de fièvre.

L'impulsion cardiaque est modérée, les bruits sont forts,

le premier manifestement prolongé à la pointe; le pouls est fréquent, à 112, assez fort et régulier. La respiration se fait de 20 à 22 fois par minute. Il n'y a rien de notable dans les poumons, quelques râles sibilants.

Il y a un peu d'œdème au pourtour des malléoles. Quelquefois, dit la malade, les jambes ont même été enflées jusqu'au genou.

L'urine n'est pas albumineuse.

Après l'administration d'un purgatif salin et surtout après le bénéfice de quelques jours de repos à l'hôpital, la malade se sentant améliorée demande à sortir. L'œdème a disparu des membres inférieurs et ne se reproduit pas lorsque la malade se lève.

Nous intercalons ici l'observation d'une malade atteinte de scoliose, qui a succombé très-rapidement à une double congestion pulmonaire. Nous y avons déjà fait allusion dans la première partie de cette thèse; mais elle est encore autrement intéressante, elle présente en effet à l'état aigu, pour ainsi dire, la lésion du cœur que la gêne plus faible mais répétée ou persistante de la circulation pulmonaire amène ordinairement chez les gibbeux.

OBSERVATION VI.

Hôpital de la Pitié, salle du Rosaire, n° 26, service de M. le Dr Marrotte.

T..... (Virginie), 32 ans, domestique, entrée le 6 novembre. Scoliose dorsale droite en vilebrequin. Déformation considérable et classique du thorax. Congestion pulmonaire. Mort.

Cette femme, dont les membres inférieurs sont droits, et chez qui la difformité de l'épine date de l'âge de 12 ans, avait été toujours depuis cette époque gênée de la respiration, mais à un degré très-tolérable. Bien qu'elle eût de temps à autre des palpitations, elle n'avait jamais eu d'œdème. Sa santé était relativement satisfaisante.

Il y a quatre ou cinq jours, malaise léger, anorexie; elle continue à aller à son travail; mais hier soir, en rentrant chez elle, elle fut prise de frisson, de dyspnée intense; toute la nuit elle craignit de suffoquer.

On l'amène à l'hôpital ce matin; elle est violacée, refroidie; la respiration est fréquente, la malade fait des efforts de toux violents et rejette de la salive rougeâtre. Les battements du cœur sont tumultueux, sans bruits anormaux. Dans la poitrine on entend une crépitation fine disséminée à droite et à gauche.

Le pouls est petit, irrégulier, notablement plus fort à droite qu'à gauche.

Saignée de trois palettes, révulsion énergique et soutenue sur les membres, potion stibiée à.30 centig, tout fut inutile; cinq heures environ après son entrée, la malade succombait.

Autopsie. — L'irrégularité de la cavité thoracique répond à la déformation extérieure. Les poumons sont petits, très-irréguliers, emphysémateux à leur surface. Le tissu pulmonaire, partout crépitant, est gorgé de sérosité qui s'écoule écumeuse à la coupe et se mêle au sang qui sort en abondance des ramuscules de l'artère pulmonaire.

Le cœur volumineux, situé sur la ligne médiane, a la forme d'une pyramide triangulaire; sa face postérieure repose directement sur les côtes moyennes du côté gauche. Sa hauteur et sa largeur mesurent 11 centimètres. Les cavités droites, dilatées et distendues outre mesure, contiennent du sang fluide. Le ventricule gauche fortement revenu sur lui-même est vide, les valvules sont saines.

La crosse aortique est courte, le tronc brachio-céphalique naît à 52 millimètres au-dessus des valvules aortiques, il est très-court, 15^{mm}. La sous-clavière gauche, à 1 centimètre au-dessus de son origine, se plie à angle droit et a subi un mouvement de torsion qui porte en avant sa face inférieure. Cette disposition explique d'abondance la faiblesse de l'impulsion radiale à gauche.

Nos quatre dernières observations sont le tableau fidèle des symptômes de ce qu'on appelait autrefois l'anévrysme passif du cœur. Dans toutes, les malades étaient extrêmement difformes ; toutes se sont terminées par la mort. Trois autopsies ont pu être faites, qui nous feront voir les lésions cardiaques correspondant aux symptômes. — Enfin, pour le quatrième cas la similitude symptomatologique était telle qu'il y avait, à n'en pas douter, identité de lésions.

OBSERVATION VII.

Hôtel-Dieu, salle Sainte-Marie, nº 6, service de M. le professeur Monneret.

Y..... (Adélaïde), 32 ans, cartonnière; entrée le 24 août 1863 ; morte le 29.

Fille unique. Parents bien conformés; la mère est actuellement vivante; le père, lui, est mort six mois après la naissance de la malade, des suites d'une chute, dit-elle ; mais bien probablement plutôt de phthisie pulmonaire, car elle raconte qu'il toussait beaucoup et qu'il n'est mort qu'un an après sa chute.

La malade a marché à 18 mois ; vers l'âge de 3 ans, elle a commencé à avoir une série d'ophthalmies kérato-conjonctivites, blépharites, dont elle a été affectée à plusieurs reprises jusqu'à 18 ans; elle a conservé des cornées un peu opalines, et des paupières habituellement rouges. Par d'autre trace de scrofule. A l'âge de 6 ans, sans autre phénomène concomitant, la taille de la malade a commencé à se dévier. Un an après, corset orthopédique, malgré lequel la déviation continue à s'aggraver un peu. A 12 ans, la malade est mise en apprentissage et abandonne l'usage du corset, mais des douleurs dans la région dorsale et divers troubles tels quetoux, gêne de la respiration, etc., la forcent bientôt à cesser de travailler. On lui réapplique le corset qu'elle conserve jusqu'à l'âge de 15 ans.

A 18 ans, elle fait une chute dans un escalier, le soir; ses règles apparaissent pour la première fois. Dans l'année suivante, un peu d'incertitude dans la menstruation, puis la fonction s'établit régulièrement et n'a jamais été troublée depuis.

Pendant douze années, de 18 à 30 ans, santé assez régulière, à part un peu de dyspnée. Jamais de rhumatisme. Il y a deux ans, la malade a commencé à être oppressée très-fortement et à tousser. Quelques rares crachats, quelques filets sanglants. En même temps apparaissent des palpitations, et, à certains jours, un peu d'enflure aux jambes. On consulte un médecin qui prescrit la teinture de digitale et procure un soulagement momentané. Pendant quelques mois, les accidents restèrent stationnaires, mais ils s'aggravèrent progressivement cet hiver au point que, vers le mois de mars, la malade fut obligée de s'aliter. Les jambes étaient enflées à un degré considérable, l'oppression était grande, la toux cependant peu intense.

Après deux mois de séjour au lit, l'application de plusieurs vésicatoires, et l'administration de purgatifs répétés, la malade put aller passer un mois à la campagne; elle en revint très-améliorée; mais, il y a trois semaines, l'œdème a reparu et en même temps la dyspnée. La malade s'alite de nouveau, et, après avoir essayé sans succès les traitements qui lui avaient déjà réussi, entre à l'hôpital le 24 août, dans l'état suivant :

OEdème généralisé, marqué surtout aux membres inférieurs, turgescence et cyanose des lèvres et de la face. Orthopnée, toux peu fréquente, quinteuse, sans expectoration. Des deux côtés, au-dessous des seins, douleurs assez vives qu'éveille l'effort inspiratoire. Palpitations énergiques, revenant par accès irréguliers, retentissant douloureusement dans les tempes et causant à la malade un malaise inexprimable.

L'impulsion cardiaque, forte, soulève la main appliquée sur la région précordiale. A l'auscultation, les bruits du cœur forts, sans autre altération qu'un dédoublement du premier bruit qui est en même temps sourd. Le pouls est à 120, un peu inégal et irrégulier. Pouls veineux aux jugulaires.

Les fonctions digestives sont peu troublées, cependant l'appétit est bien amoindri et la malade n'ose manger, de peur d'augmenter son oppression ; les garde-robes sont régulières.

26 août. Ce matin, la malade est très-cyanosée, les yeux sont injectés, exorbitants; la nuit cependant, il y a eu un peu de sommeil, grâce à une potion avec sirop de morphine, 30 grammes, et à l'application de 20 ventouses sèches.

Nous nous étions proposé de compléter ce matin la note de la malade, mais elle ne se tient sur son séant qu'avec une peine extrême.

Par un examen rapide, nous voyons que la colonne vertébrale présente une courbure à convexité droite, à la partie moyenne et supérieure de la région dorsale. La moitié droite du dos se soulève en une gibbosité anguleuse énorme ; le côté gauche est déprimé. La poitrine est arrondie et saillante en avant; le sternum est convexe. Derrière lui se trouve le cœur qui donne dans cette région une matité arrondie, étendue, depuis la fourchette sternale jusqu'à l'appendice xiphoïde et qui va se confondre inférieurement avec la matité du foie; à droite elle déborde le sternum. Elle mesure en hauteur 16 centimètres, et transversalement 15.

L'auscultation du cœur ne fournit pas les mêmes résultats qu'hier; les battements sont moins nets, irréguliers. Le pouls se ressent de l'état du cœur, il est petit, irrégulier, à 142. Dans la poitrine, en arrière et à gauche, la percussion donne un son peu clair à la partie inférieure. Le son est meilleur à droite, d'ailleurs la percussion est très-difficile. La respiration est très-incomplète, inégale, faible partout des deux côtés à la base, râles sous-crépitants, qu'on retrouve encore en avant à droite et à gauche. Expectoration nulle; la toux est peu fréquente, elle a lieu par accès, surtout lorsque la malade remue ou veut quitter la position assise ou plutôt demi-couchée qu'elle conserve constamment sur ses oreillers.

Le ventre est tendu et arrondi, sonore, sans épanchement liquide ailleurs que dans la paroi; au niveau de l'hypochondre droit, la percussion est douloureuse; le foie, augmenté de volume, déborde les cartilages des côtes, sa matité dépasse la ligne médiane de 9 centimètres, mesure en hauteur sur cette même ligne 11 centimètres, et 14 sur la ligne verticale passant par le mamelon. C'est donc le lobe gauche qui est surtout hypertrophié. Depuis quelques jours, l'urine est rare, difficilement rendue; examinée ce matin, elle est foncée, odorante, très-énergiquement acide, chargée d'urates : elle ne contient pas trace d'albumine. — Julep avec teinture de digitale, 1 gr. ; eau-de-vie allemande, 15 gr.

28 août. La malade étouffe toujours ; la cyanose reste la même; la nuit n'a pas été bonne. Rien de nouveau dans la poitrine, sinon que les râles s'entendent en plus grande abondance. Le pouls faiblit de plus en plus; il est cependant devenu plus régulier et plus lent depuis l'administration de la digitale, et l'eau-de-vie allemande a produit des selles nombreuses.

Le lendemain, 29 août. Asphyxie imminente; la malade succombe dans la journée.

Les parents s'y étant opposés, l'autopsie n'a pu être faite.

OBSERVATION VIII.

Hôtel-Dieu, salle Saint-Lazare, n° 23, service de M. le professeur Monneret.

M..... (Julien), 18 ans, cordonnier. Entré le 22 mai, mort le 8 juin 1863.

Le malade qui fait le sujet de cette observation a commencé à marcher de bonne heure; mais à l'âge de 2 ans et demi il a été pris de rachitisme et obligé de garder presque constamment le lit. Vers l'âge de 5 ans, il recommença à marcher, mais sa colonne vertébrale était déjà déviée, et cette déviation s'accrut dans les années suivantes ; aujourd'hui elle est énorme.

Les seules maladies auxquelles ce jeune homme ait été sujet sont des bronchites, qu'il gardait tout l'hiver; elles ne s'accompagnaient pas d'hémoptysies; oppression habituelle, impossibilité de courir, nécessité de monter les escaliers très-lentement. Bien que le malade fût depuis longtemps sujet aux palpitations, jamais ses jambes n'avaient enflé, jamais de rhumatisme.

Il y a un mois, recrudescence de la toux et de la dyspnée; quinze jours après, le malade commence à enfler; il y a huit jours, l'œdème devint tel, que le malade a cessé de travailler et a pris le lit. Les fonctions digestives se sont conservées intactes.

Etat actuel. — Attributs du tempérament lymphatique; cicatrice profonde au pied droit, au niveau du deuxième métatarsien, qui a été éliminé en partie; traces de rachitisme sur les membres inférieurs. La colonne vertébrale présente, au niveau des vertèbres dorsales, une courbure latérale à convexité droite, avec torsion très-marquée du rachis et une déformation du thorax en rapport avec cette déviation. Courbure de compensation lombaire, affaissement du diamètre vertical de la cage thoracique.

Le malade, à son entrée, 22 mai, présente les signes ordinaires des maladies du cœur arrivées à une période avancée.

Anasarque; cyanose faciale et des extrémités; turgescence des lèvres; pouls veineux; œdème des membres inférieurs, du scrotum et de la paroi abdominale; ascite légère. Au cœur, matité; étendue, 12 centimètres carrés. Impulsion énergique; les bruits sont forts, le premier est dédoublé; le pouls est fréquent, d'une petitesse extrême, de temps en temps une pulsation énergique se fait sentir. Ce qui caractérise le pouls, c'est surtout l'inégalité des pulsations : il est semblable dans les deux radiales. Dyspnée, toux rare, expectoration brunâtre, peu abondante; râles sous-crépitants et sibilants disséminés dans la poitrine.

Le foie est volumineux, déborde dans l'épigastre, son lobe gauche surtout est hypertrophié; teinte subictérique des conjonctives.

L'urine est rare, et ne contient pas d'albumine; par la chaleur, léger trouble qui disparaît avec une goutte d'acide nitrique; les fonctions digestives sont intactes, mais l'ingestion des aliments augmente la dyspnée; garde-robes régulières.

3 juin. Depuis l'entrée du malade, l'œdème a fait des progrès aux membres inférieurs, aux bourses, à la verge; le malade ne peut dormir que sur le ventre, et même à chaque instant il est pris de cauchemars et s'éveille en sursaut: aussi passe-t-il presque toutes ses nuits assis dans un fauteuil, et le matin, fatigué par l'insomnie, il s'assoupit quelques heures. — Depuis qu'il est ici, vin blanc, café noir.

Le 4. Ce matin, à la visite, le malade nous montre quelques pustules de variole qui se sont développées cette nuit. Rares à la face, abondantes sur le tronc et les membres supérieurs, les pustules se montrent sous la forme d'une tache blanche, sans saillie, entourée d'une auréole vineuse. L'état de souffrance antérieure du malade a fait passer inaperçus les prodromes de cette varioloïde, contractée évidemment dans la salle où il y a actuellement des varioleux.

Le 5. L'éruption est très-abondante à la région hypogastrique. Sur les membres inférieurs on ne trouve pas une seule pustule; les membres sont le siége d'un œdème énorme qui rend la flexion impossible, et sont toujours à une température bien inférieure à celle des autres parties du corps.

Le 6. Éruption variolique dans la bouche et la gorge. Le malade a, ce matin, manifestement de la fièvre, et il n'est pas sans intérêt de signaler les modifications que cette complication vient apporter dans le caractère des pulsations radiales. Celles-ci, qui étaient presque insensibles, ont pris plus de force et sont mieux frappées; d'inégales et d'intermittentes qu'elles étaient, elles sont devenues d'égale force et assez régulières, au point, qu'à l'examen du pouls on ne soupçonnerait pas aujourd'hui le désordre préexistant de la circulation centrale.

Le 7. L'éruption continue sa marche; ulcérations couvertes d'une couche comme pseudo-membraneuse, sur la langue et le voile du palais. Même fièvre. Le malade éprouve toujours une gêne telle de la respiration qu'il ne peut rester au lit; il dort assis ou à genoux sur sa chaise, le front appuyé sur le bord de son lit.

Le 8. La nuit a été mauvaise; le malade éprouve ce matin une oppression extrême, la face est livide, les lèvres couvertes de larges pustules ulcérées. A la partie inférieure de l'abdomen, les boutons se sont convertis en ulcérations noirâtres, gangréneuses. A la face interne des cuisses, larges phlyctènes remplies de sérosité sanglante. La verge a une distension énorme; le prépuce tuméfié, gangréné, rend la miction difficile. Les membres inférieurs sont très-tendus, toujours dénués de pustules. Le pouls est redevenu misérable, intermittent. La mort est prochaine; elle arrive dans la journée.

Autopsie le 10. Les deux poumons, très-grêles, du volume de ceux d'un enfant de 6 ans, présentent à leur surface des bulles très-visibles d'emphysème. Le parenchyme est hyperémié, et, dans la partie centrale, la crépitation est douteuse. La muqueuse bronchique est violacée, livide.

Le péricarde contient quelques cuillerées de liquide roussâtre; le cœur volumineux est élargi en besace, ses cavités droites sont agrandies, remplies de caillots mous qui se prolongent dans les vaisseaux adjacents. Les valvules sont saines; mais, tandis que les cavités droites sont élargies et amincies, la paroi du ventricule gauche est un peu hypertrophiée. Brièveté de la première portion de la crosse aortique et du tronc brachio-céphalique artériel.

OBSERVATION IX.

Hôtel-Dieu, salle Saint-Lazare, n° 29, service de M. le professeur Monneret.

D..... (Jean-Baptiste), 33 ans, bijoutier. Entré le 30 mars, mort le 11 avril 1863.

Le malade ne connaît dans sa famille personne qui soit déformé. Il raconte qu'il a marché de bonne heure, à 1 an; que pendant son enfance il était très-droit et que c'est à l'âge de 17 ans seulement que sa taille s'est déviée. Dès que la difformité fut notable, vers l'âge de 19 ans, sa respiration devint courte; la course et les exercices violents lui furent interdits. Enfin, dans sa vingtième année, il éprouva des accidents analogues à ceux pour lesquels il entre aujourd'hui : dyspnée extrême, palpitations, anasarque légère. Au bout d'un mois les accidents se calmèrent et le malade rentra, après cette crise, dans son état habituel d'oppression.

Depuis cette époque sa santé était assez bonne; pas d'affection sérieuse de poitrine, jamais de rhumatisme articulaire.

Il y a trois semaines, sans cause appréciable, le malade fut pris d'une dyspnée plus grande, progressivement croissante; en même temps, toux légère, expectoration mêlée de quelques stries sanguines. Palpitations pénibles. Pas de douleur aux hypochondres, ni frissons, ni fièvre. L'appétit était conservé, mais le malade ne mangeait qu'avec beaucoup de réserve, s'étant aperçu que l'oppression augmentait beaucoup après le repas. Il a continué à travailler jusqu'ici et s'alite pour la première fois.

Le soir, le visage et les mains sont violacés, ainsi que les extrémités inférieures, qui sont le siége d'un œdème assez intense. Les tibias sont courbés et grêles, mais leur courbure est inverse de celle qu'on observe ordinairement. Les fémurs sont courts, sensiblement droits.

Il existe, au niveau de la région dorsale, une courbure latérale de l'épine à convexité gauche; le sommet de la courbe correspond à la sixième dorsale. Cette déviation est accompagnée d'une torsion considérable des corps vertébraux, torsion qui soulève le côté gauche de la partie postérieure du thorax en une gibbosité anguleuse très-aiguë. Comme autre conséquence de la torsion, il y a une inflexion du rachis en avant qui vient ajouter encore à la difformité. L'angle des côtes droites est redressé, et ce côté du thorax est aplati et rentrant. La poitrine, déprimée transversalement, est projetée en avant et à droite. Le sternum, convexe antérieurement dans sa partie moyenne, se jette en arrière à son extrémité inférieure. La hauteur totale du thorax est considérablement amoindrie.

La respiration est pénible, incomplète; les deux poumons sont le siége, en arrière et en bas, de râles sous-crépitants fins. La congestion pulmonaire est évidente, surtout à la base du poumon gauche, où on trouve un peu de matité à la percussion. Le cœur occupe le sommet de la voussure thoracique antérieure; il donne sous le sternum une matité étendue, qui remonte jusque derrière la fourchette sternale, a 13 centimètres de hauteur et 17 centimètres transversalement. Les battements du cœur sont forts, sans altération de timbre ni de rhythme, pas de bruits anormaux.

Le pouls radial est petit, serré, d'une fréquence modérée, à 92, semblable à droite et à gauche. Le foie est volumineux, sensible à la percussion; il déborde les fausses côtes, s'avance dans l'épigastre. Il a sur la ligne médiane 9 centimètres de hauteur, et 15 centimètres sur la ligne mamelonnaire.

31 mars. Tartre stibié, 0,15; ventouses sèches.

3 avril. Le malade, qui avait éprouvé quelque soulagement à la suite de l'émétique, a été repris des mêmes phénomènes asphyxiques. — Poudre d'ipécacuanha, 1 gramme.

Le 4. Le malade a peu vomi; constipation (2 verres d'eau de Sedlitz, 4 pastilles de kermès de 0,05 chacune.) La circulation se fait toujours avec une difficulté très-grande, et, bien que le malade se trouve soulagé, il a toujours la face turgide, les lèvres violacées, les gencives et la langue bleuâtres, les yeux injectés et proéminents. Les veines jugulaires externes sont volumineuses, noueuses et fortement distendues; à chaque inspiration elles disparaissent, mais incomplétement. Le cou, très-court d'ailleurs, est très-large; sur les parties latérales, on trouve à la pression une résistance mollasse, comme si la veine jugulaire interne était la cause de cette tuméfaction et participait à l'engorgement des jugulaires externes.

La surface du corps est bleuâtre, parsemée de nombreuses saillies d'un *acné molluscum* invétéré, qui occupe surtout le tronc et les membres supérieurs. Les membres inférieurs sont un peu moins enflés que les jours derniers. L'urine, examinée à plusieurs reprises, est rendue en quantité suffisante; très-pâle, un peu opaline au moment de l'émission; elle s'éclaircit par la chaleur et devient d'une transparence parfaite.

Les fonctions digestives sont languissantes, l'appétit est nul, les selles rares. Le pouls marque 124 pulsations à la minute; il est très-petit, filiforme, très-inégal. Quelques pulsations sont tellement ténues, qu'elles échappent au doigt explorateur. Le volume du pouls est d'ailleurs bien peu en rapport avec l'énergie des pulsations cardiaques.

Le thorax est sonore partout, excepté en bas et en arrière. Dans toute l'étendue, râles sibilants disséminés et sous-crépitants abondants, surtout dans l'inspiration. Expectoration nulle.

Ce qui fatigue surtout le malade, c'est une insomnie complète, due à l'hyperémie passive du cerveau et de ses membranes. Il raconte qu'il éprouve continuellement dans les membres des élancements agaçants plutôt que douloureux, qui le forcent sans cesse à changer de position. D'ailleurs il est habituellement couché sur le côté droit, la station assise lui étant très-pénible.

Lorsque vient le soir il s'assoupit; c'est pour être en proie à un cauchemar continuel. Comme il est très-intelligent, il rend parfaitement compte de ce qu'il éprouve : son esprit se fixe sur une idée quelconque, souvent absurde; il en a conscience, et cependant, malgré qu'il en ait conscience, il s'y trouve ramené invinciblement.

C'est de cette obsession qu'il réclame surtout qu'on l'affranchisse.

Eau de laurier-cerise; opium, 0 gr. 05.

Le 6. La gêne de la circulation veineuse est plus évidente encore que les jours précédents. Les veines du bras sont volumineuses, gorgées; les points où s'insèrent les valvules sont accusés par des nodosités. Le visage est turgescent, œdématié, surtout du côté droit, sur lequel le malade se couche de préférence. L'œil du côté droit s'ouvre incomplétement à cause de la bouffissure palpébrale. Les conjonctives sont injectées.

La respiration est haute, sonore, très-pénible; le malade tousse davantage et expectore quelques mucosités mêlées de sang noir qui font penser à l'apoplexie pulmonaire.

Poudre stibée, à 0 gr. 30; une cuillerée d'heure en heure.

Le 7. La potion a plongé le malade dans l'état nauséeux;

pas de vomissements ; les selles étaient nombreuses.

Le 8. Le malade est amélioré par la potion qu'il supporte bien. La cyanose est un peu moindre ; l'expectoration sanglante diminue ; le sommeil est revenu. L'œdème continue cependant à faire des progrès.

Le 10. On est obligé de renoncer à l'émétique qui plonge le malade dans la prostration. Le bon effet de la médication rasorienne n'a été que de courte durée. Le malade a été obligé de passer la nuit dans un fauteuil.

Potion stimulante : teinture de canelle, extrait mou de quinquina et vin.

Le 11. Vers six heures du matin, le malade se trouvant mieux demande qu'on le place sur un fauteuil pour qu'on fasse son lit ; mais au moment où on l'y replace il succombe brusquement.

Autopsie le 12 avril. Au moment où on ouvre la cavité thoraco-abdominale, il s'écoule des cavités pleurale et péritonéale de la sérosité en abondance. On remarque que le diaphragme, repoussé en haut par les viscères abdominaux, atteint la quatrième côte. Le cœur seul se voit pas l'ouverture pratiquée à la poitrine ; il est bien en rapport pour sa situation et son volume avec la matité qui lui a été assignée par la percussion pendant la vie.

Les deux poumons sont refoulés en arrière et en haut, libres d'adhérences, atteints par places, mais surtout sur les bords, d'emphysème vésiculaire ; ils sont en masse, congestionnés très-fortement ; le droit a un volume moins considérable que le gauche. En quelques points, on trouve, au milieu de cette congestion générale, des noyaux d'apoplexie pulmonaire, assez volumineux, plus durs, nullement crépitants, lourds et tombant au fond de l'eau. Pas de traces de tubercules.

Le cœur est plus volumineux que normalement, il est abondamment pourvu de graisse à la base des ventricules ; il est élargi transversalement et a cette forme qu'on est convenu d'appeler *en besace*. Cet excès de volume tient en grande partie à la distension des cavités par des caillots noirâtres, mous, analogues à ceux de l'émorrhagie cérébrale.

Le ventricule et l'oreillette du même côté sont élargis et amincis, il en est de même de l'artère pulmonaire. Les valvules sigmoïdes sont saines ; au-dessus d'elles, la paroi artérielle est refoulée en trois dépressions très-accusées, analogues à celles qu'on trouve au-dessus des valvules aortiques, et dites les *petits sinus*. Ces dilatations témoignent hautement de la gêne de la circulation cardiaco-pulmonaire.

Les orifices auriculo-ventriculaires et leurs valvules sont sains ; rien au cœur gauche.

La crosse aortique est courte ; le tronc brachio-céphalique naît à 55 millimètres seulement des valvules aortiques, foie volumineux ; les deux substances, très-distinctes ; la capsule fibreuse épaissie. Les veines sus-hépatiques participent à la dilatation générale du système veineux.

Reins hyperémiés.

OBSERVATION X.

Hôpital de la Pitié, salle Saint-Benjamin, n° 4, service de M. le Dr Empis.

L..... (Edmond), 42 ans, entré le 18 novembre, mort le 1er décembre 1864.

Cet homme, né de parents sains, et dans la famille duquel on ne trouve aucun exemple de difformité de l'épine, eut une enfance heureuse, exempte de rachitisme. Ses membres sont très-régulièrement conformés.

Il fut envoyé en apprentissage de bonne heure, vers l'âge de 8 à 10 ans, ce n'est que dans le courant de sa 12e année, que sa taille commença à se dévier. Le malade attribue le développement de sa difformité à une chute qu'il fit d'un lieu élevé et dans laquelle il était resté suspendu par le bras droit. Vers 15 ans, la gibbosité était considérable. La santé en fut d'abord peu troublée ; cependant le malade se rappelle que depuis cette époque il est resté sujet à des épistaxis abondantes, qui se renouvelaient cinq ou six fois par an. A 20 ans, il commença aussi à éprouver des palpitations, qui depuis se sont renouvelées à plusieurs reprises, et dont la digitale triomphait facilement. A l'âge de 38 ans, il fut atteint d'un rhnmatisme articulaire aigu qui le tint au lit environ un mois, et dont il se rétablit bien.

Vers le commencement du mois de septembre de cette année il fut, dès les premiers froids, atteint d'une dyspnée plus forte qu'à l'ordinaire et les palpitations se montrèrent de nouveau avec intensité. Il fut obligé d'interrompre son travail ; ayant éprouvé quelque soulagement après l'application d'un vésicatoire et par l'usage quotidien de la teinture de digitale, il voulut recommencer à travailler, mais ce fut pour peu de temps : les troubles pulmonaires et cardiaques ayant pris plus d'intensité, il entre ici le 18 novembre.

Nous le voyons le 28 novembre. Il présente l'aspect des individus atteints d'affection du cœur : visage tuméfié et bleuâtre ; yeux saillants, vifs et humides ; embonpoint notable, œdème sur le tronc et les membres, la périphérie cutanée est partout violacée et garde l'empreinte du doigt. Dyspnée continuelle, qui force le malade à se tenir au lit, les jambes repliées sous lui, pendant la veille et à se coucher sur le ventre lorsqu'il veut dormir.

Quant à la difformité, elle est ici considérable ; scoliose à convexité droite, siégeant à la partie supérieure et moyenne de la région dorsale, avec torsion du rachis, gibbosité postérieure droite proéminant en proportion, et déformation très-prononcée du thorax.

Le pouls est petit, serré, très-faible, à 100. La respiration à 32. Le cœur, volumineux à la percussion, donne sous la main une impulsion modérée, sous l'oreille un bruit de courant au premier temps et à la pointe.

Dans la partie postérieure du poumon on entend çà et là, à droite et à gauche une crépitation fine et sèche. Le malade ne crache pas et tousse à peine, mais sa dyspnée est telle qu'il ne se meut dans son lit qu'avec beaucoup de difficulté.

Cet état dure depuis plusieurs semaines, va toujours en s'aggravant; le malade ne peut plus dormir.

27 novembre. L'état du malade a peu changé, toujours même oppression, le pouls paraît plus petit encore que l'autre fois, il est à peine sensible au doigt, le tracé sphygmographique pris sur la radiale du côté droit représente une série d'ondulations correspondant aux mouvements respiratoires, à peine si la pulsation artérielle s'accuse par une disposition légèrement dentelée du tracé.

L'auscultation du cœur n'est pas aussi nette que le 23, et nous avons de la peine à retrouver, au milieu des battements irréguliers du cœur, le bruit de courant que nous avons signalé; l'œdème périphérique s'accroît.

Le 29. Dans la soirée, le malade est saisi brusquement d'une dyspnée plus grande, peut-être à l'occasion d'un bain que le malade a pris dans la matinée; la congestion pulmonaire a augmenté, les poumons sont remplis de râles sous-crépitants, le pouls est imperceptible, les battements du cœur irréguliers et sourds.

Deux jours après, le malade succombait subitement au milieu des accidents asphyxiques, qui avaient persisté malgré l'emploi d'évacuations sanguines locales et générales et des stimulants diffusibles, café, acétate d'ammoniaque.

Le matin de sa mort, la cyanose avait fait place à une coloration blafarde des tissus; l'œdème s'était rapidement accru dans les derniers jours.

Autopsie le 3 décembre. — La colonne vertébrale est tordue sur elle-même, courbée en cou de cygne; au sommet de la courbe correspond la cinquième dorsale; à ce niveau, l'aorte, qui accompagne le rachis, présente un pli profond. Des deux poumons, le gauche est très-petit, refoulé en arrière; son lobe supérieur est atrophié; l'inférieur, plus étendu et très-déformé, s'enfonce sous forme d'une languette amincie dans la concavité de la courbure vertébrale. Le poumon droit, aplati transversalement, s'insinue en arrière dans la gouttière costo-vertébrale; il est plus volumineux que le gauche, bien qu'atrophié essentiellement. A la surface des deux poumons, emphysème vésiculaire; à la coupe, on le trouve fortement hyperémié, partout crépitant; les rameaux de l'artère pulmonaire sectionnés laissent écouler du sang en abondance.

Dans le péricarde, quelque peu de sérosité citrine. Le volume du cœur est augmenté; l'organe mesure 12 centimètres en longueur et en largeur; sa forme est altérée par la prédominance du ventricule et de l'oreillette droits. Ces cavités sont agrandies, distendues par des caillots noirs, friables; leur paroi est épaissie; mais c'est surtout dans l'oreillette que le fait est plus remarquable, les faisceaux musculaires y sont très-forts et aussi bien dessinés que dans le ventricule droit.

L'artère pulmonaire est mince; sa branche droite, celle qui se rend au poumon, le plus volumineux, est notablement plus large que la branche gauche. Les valvules sigmoïdes sont saines.

Le développement de l'orifice auriculo-ventriculaire droit mesure 12 centimètres; la valvule tricuspide, bien que parfaitement saine, est évidemment insuffisante à obturer cet orifice élargi.

Le cœur gauche paraît sain, la paroi ventriculaire est peut-être un peu plus épaisse.

Le poids du cœur, ouvert et vidé des caillots qu'il contenait, s'élève à 360 grammes.

Enfin le foie présente un spécimen très-net de l'altération qu'on a décrite sous le nom de *cirrhose des maladies du cœur.*

Quels sont, en résumé, les phénomènes accusés par nos derniers malades : dyspnée, cyanose, anasarque, hydropisies diverses, congestions des viscères et en particulier du poumon. — En un mot, exactement les symptômes de la période d'asystolie des affections du cœur.

Qu'observe-t-on du côté du cœur pendant la vie ?

Étendue plus grande de la matité cardiaque; timbre plus éclatant, quelquefois plus sourd des bruits; irrégularité du rhythme des contractions; variations d'un jour à l'autre dans les phénomènes stéthoscopiques.

Souvent le premier bruit prolongé ou dédoublé.

En même temps, pouls très-fréquent, quelquefois inégal, irrégulier; mais toujours très-petit et à la fin complétement insensible à l'exploration digitale.

Les lésions anatomiques correspondantes, présentées par le cœur à l'autopsie, peuvent se résumer comme il suit :

Augmentation générale du volume de l'organe, altération de sa forme normale par l'agrandissement du diamètre transversal. — Dilatation hypertrophique ou avec amincissement des cavités droites.—Même altération de l'artère pulmonaire;— le cœur gauche sain, — le ventricule peut-être un peu hypertrophié,— les valvules entièrement saines.— Élargissement de l'orifice auriculo-ventriculaire et insuffisance tricuspide.

Ces lésions, nous ne sommes pas le premier à les mentionner. Corvisart, dans son traité des maladies du cœur, dit, à propos de l'étiologie de l'anévrysme de l'oreillette et du ventricule droits :

« Je ne crois pas non plus devoir omettre de parler d'un cas particulier, qui paraît ne pas être rare, puisque déjà deux faits de même nature se sont présentés à mon observation. Voici l'histoire abrégée d'un de ces deux faits qui ont ensemble une analogie presque complète.

Observation XXIII. Un bossu, âgé de 36 ans environ, succomba, pendant l'hiver de l'an VII, à l'hôpital de la Charité, à un anévrysme du cœur, caractérise par l'ensemble de presque tous les symptômes propres à cette maladie.

« La colonne vertébrale, chez ce sujet, éprouvait une inflexion telle, qu'elle formait un angle très-saillant à droite vers la sixième vertèbre du dos, qui se trouvait presque entièrement déplacée.

« L'artère aorte, appliquée sur la partie antérieure des vertèbres, suivait exactement les contours que décrivait la colonne épinière. Vers l'angle dont j'ai parlé, les parois de cette artère étaient repliées sur elles-mêmes, de sorte que la bouche du vaisseau, d'abord dirigée à droite, était aussitôt et subitement tournée à gauche : le cœur de ce sujet était extrêmement volumineux, les cavités gauches paraissaient en bon état.

« Le volume extraordinaire du cœur tenait seulement à l'ampliation démesurée des cavités et surtout de l'oreillette droite.

« Les différents orifices des cavités du cœur, les embouchures des vaisseaux étaient libres, et je ne vois d'autre cause à laquelle on puisse raisonnablement attribuer la dilatation que cette courbure pathologique de l'artère aorte, qui forçait le sang à prendre sur-le-champ une direction presque rétrograde, qui devait singulièrement gêner la progression du sang et le dégorgement du cœur. »

Comme on voit, pour Corvisart, la cause de la dilatation cardiaque, c'est la courbure aortique; il dit même plus loin : « Je ne ne balance pas à la regarder comme un obstacle à la circulation, d'autant plus puissant que la courbure du vaisseau est plus prononcée. »

En admettant, ce qui est très-contestable (1), que l'obstacle produit par l'inflexion aortique ait autant d'importance que Corvisart le supposait; la logique, ordinairement si habile et si rigoureuse du maître, serait encore en défaut ici. En effet, quelles sont les parties du cœur en amont de l'aorte? les quatre cavités. Or, il est dit dans l'observation que les cavités gauches paraissaient en bon état et que les droites, l'oreillette surtout, étaient dilatées.

Nous nous étonnons d'autant plus que Corvisart n'ait pas songé, dans ce cas, à incriminer la gêne de la circulation pulmonaire, qu'il vient, à la page précédente, de ranger parmi les causes de la dilatation des cavités droites, « presque toutes les affections tant aiguës que chroniques du poumon, puisque toutes elles tendent à s'opposer, d'une manière marquée, au passage du sang des cavités

(1) Nous avons exploré avec soin les crurales chez tous nos malades; les pulsations de ces artères ne présentaient chez aucun d'eux rien d'anormal.

droites du cœur dans les cavités gauches de cet organe. »

Cette influence est en effet incontestable; prenons, par exemple, l'emphysème pulmonaire. On sait que les sujets atteints de cette affection finissent par avoir de l'œdème aux jambes et meurent avec tous les symptômes des maladies du cœur, arrivées à leur période ultime.

« A l'autopsie, on trouve les orifices du cœur parfaitement sains, les cavités droites dilatées, l'artère pulmonaire également très-large et dans le poumon un emphysème prononcé. — C'est par cette lésion pulmonaire que la maladie a commencé.

« La gêne respiratoire, ou peut-être la lésion même du poumon, a créé un obstacle à la circulation du sang à travers cet organe. Dès lors, hypertrophie et dilatation du cœur droit et de l'artère pulmonaire.

« L'obstacle devenant graduellement plus complet, il s'en est suivi l'arrêt de la circulation et la mort. »

C'est en ces termes et avec sa lucidité habituelle, que M. le Dr Marey expose la filiation des phénomènes morbides dans l'emphysème (*Physiol. méd. de la circulation*, p. 541). L'identité des symptômes, l'identité des lésions, dans certaines déviations de l'épine, nous conduisent à admettre, pour ces cas, la même succession pathologique.

Chez les bossus, sous l'influence de la déformation thoracique et de l'altération correspondante du poumon, la respiration devient pénible, l'hématose difficile et la circulation retardée dans les capillaires du poumon, le sang tend donc à s'accumuler dans les cavités droites du cœur, la circulation centrale est troublée, des palpitations apparaissent.

Tant que la gibbosité s'accroît, et surtout si son évolution est rapide, les troubles circulatoires s'aggravent, puis vient un moment où le cœur s'étant graduellement hypertrophié, sa puissance finit par s'équilibrer avec la gêne devenue stationnaire de la circulation pulmonaire, alors les troubles fonctionnels du cœur se calment, les malades récupèrent approximativement la santé. Presque tous signalent cette amélioration dans les années qui suivent la période de déviation confirmée.

La circulation est alors juste suffisante; elle pourrait se conserver ainsi indéfiniment, si diverses causes ne venaient détruire cet équilibre si fragile.

Les unes, les plus importantes, nuisent en augmentant la résistance à la circulation pulmonaire; telles sont : les efforts violents, les travaux pénibles, les maladies du poumon ou des bronches;

Les autres, en affaiblissant l'action du cœur, comme la misère, les excès physiques et intellectuels.

Lorsque la cause agit avec intensité, l'équilibre est brutalement détruit, la disproportion subite entre l'obstacle pulmonaire et la puissance cardiaque amène rapidement la mort. Notre 6e observation en est un exemple.

Si la cause est plus faible, mais répétée, l'effet produit est moins rapidement funeste, mais non moins sûr. Chaque fois qu'elle vient à agir, elle tend à dilater de plus en plus les cavités droites; si, dans les premiers temps, le cœur peut encore reprendre l'avantage, après la disparition de l'influence perturbatrice, à la longue, il finit par se fatiguer dans cette lutte et se laisse distendre sans réagir. Alors apparaissent les symptômes de l'asystolie qui aboutissent à la mort (1).

Aujourd'hui que l'opinion médicale tend à réagir contre l'application des idées mécaniques à la pathologie de cœur et à « substituer l'idée de maladie ou d'altération d'évolution, à celle de désordre dans un système hydraulique » (Pidoux, *Conf. cliniques de l'hôpit. Lariboisière*), l'explication que nous venons de proposer pourrait paraître un peu matérielle, si elle n'était très-exactement déduite de l'observation des faits.

Cependant gardons-nous de la généraliser trop et de l'appliquer sans distinction à toutes les maladies de cœur que peuvent présenter les gibbeux.

---

(1) On trouve implicitement contenue, dans ce que nous venons de dire, la cause des dissidences des auteurs, eu égard à la gravité des difformités rachidiennes selon les époques de la vie, les uns prétendant qu'elles causent plus de gêne au début, les autres seulement dans un âge avancé.

On rencontre en effet des malades chez qui les troubles et les lésions du cœur sont hors de proportion avec la difformité du squelette et chez qui on ne peut expliquer par la gêne primitive de la circulation pulmonaire le développement des accidents cardiaques.

Delpech avait déjà signalé des faits de ce genre, il supposait « que la disproportion que l'on observe quelquefois alors, entre la cause et ses effets, vient de quelque prédisposition ignorée jusque-là, mais que, même dans ces cas, les difformités de l'épine sont devenues une cause occasionnelle sans laquelle les lésions du cœur n'auraient peut-être pas eu lieu. »

N'est-il pas possible d'admettre que souvent la cause générale qui atteint si profondément le système osseux a influencé simultanément l'évolution du cœur. Les faits ne manqueraient pas ; nous en avons observé quelques-uns, mais ceux que nous avons recueillis seraient insuffisants pour justifier cette hypothèse, et d'ailleurs, il faudrait le talent d'un maître pour la soutenir et la développer dignement.

Des faits consignés dans cette thèse, on peut tirer les déductions pratiques suivantes :

Les déviations du rachis n'ont pas seulement pour effet d'entraîner la perte de la régularité et de la beauté des formes, mais encore le plus souvent celle de la santé et quelquefois de la vie.

Il faut donc s'attacher à en préserver les sujets qui y seraient prédisposés par l'hérédité, le rachitis, etc.; savoir les reconnaître alors seulement qu'elles commencent à peine et à leur plus légère manifestation; en rechercher avec soin les causes et en déduire le remède.

Que s'il est permis d'ignorer les nombreux appareils qui constituent la *paléontologie orthopédique*, on doit cependant pouvoir diriger, en connaissance de cause, un traitement trop souvent abandonné à des fabricants de bandages qui n'ont pas les connaissances médicales nécessaires.

On devra se hâter d'agir. Il n'est plus permis de croire aujourd'hui, que le développement ultérieur du sujet, l'apparition de la puberté, etc., pourront améliorer et même faire disparaître les difformités de l'épine. L'expérience est là pour prouver que ces conditions diverses tendent bien au contraire à les aggraver.

Si la difformité est plus avancée, on devra encore tenter chez le malade l'application bienfaisante du traitement orthopédique. Des faits nombreux établissent qu'il peut diminuer de beaucoup la difformité et la ramener à un degré moindre, compatible avec l'exercice régulier des fonctions.

Supposons, en dernière analyse, la difformité confirmée, irrévocable. Le sujet est dès lors exposé aux accidents divers que nous avons énumérés. C'est par une hygiène bien dirigée, qu'on pourra en éviter ou en atténuer les effets :

Habiter, si faire se peut, un climat à température constante, sinon, prendre les plus grandes précautions à l'époque des saisons froides et humides, pour éviter les refroidissements si préjudiciables aux organes thoraciques. Être sobre dans son alimentation, régulier dans les habitudes de la vie, éviter les exercices violents, les émotions profondes qui retentissent d'une façon fâcheuse sur la circulation. Par un exercice modéré tel que la promenade, favoriser le libre jeu de toutes les fonctions et en partie de celles de la peau, ce vicaire de la muqueuse respiratoire. Dans le même but on prendra fréquemment des bains, soit simples, soit rendus légèrement excitants par des doses légères d'un carbonate ou d'un sulfure alcalin. Viennent ensuite les frictions sèches et surtout l'hydrothérapie qui, outre qu'elle régularise les sécrétions et excrétions cutanées et la circulation périphérique, endurcit, si j'osais dire, le malade et le rend moins accessible à l'action du froid extérieur. Enfin l'usage de la flanelle à nu sur la peau est impérieusement exigé.

C'est par l'observation de ces préceptes d'hygiène, utiles à tout le monde, mais obligatoires pour les gibbeux, que ceux-ci pourront conserver une santé régulière et parvenir à un âge parfois très-avancé.

Si pourtant un gibbeux était atteint d'une affection aiguë de poitrine, bronchite, pneumonie, pleurésie.... le médecin devra réserver son pronostic et se hâter de le combattre par les moyens appropriés.

Les affections, même les plus légères en apparence, devront être l'objet de sa sollicitude, non-seulement parce qu'elles peuvent acquérir une gravité immédiate, mais parce que par leur persistance elles entraînent dans la circulation des désordres dont les conséquences peuvent être sérieuses plus tard.

Le rhumatisme articulaire devra particulièrement préoccuper le médecin. Celui-ci devra empêcher, par tous les moyens que l'on met à sa disposition, que l'affection rhumatismale produise et laisse dans le cœur des lésions, bien plus immédiatement funestes chez les gibbeux.

Aux accès de palpitations, aux crises dyspnéiques si fréquentes chez les sujets atteints de difformité accusée de l'épine, on opposera les antispasmodiques, les narcotiques, *la digitale?* les révulsifs cutanés; l'accès passé, on en préviendra le retour par l'application des règles d'hygiène que nous avons énumérées plus haut.

Enfin, c'est le dernier et en même temps le cas le plus grave que nous ayons à envisager; le malade auquel on sera appelé à donner des soins est atteint de dilatation du cœur; il est cyanosé, œdématié, dyspnéique, et présente les symptômes des maladies du cœur à leur période ultime. La ligne de conduite à tenir est la même que dans ce cas.

Il importe de se rappeler qu'on a affaire à un

cœur affaibli, insuffisant; il faudra donc éviter les moyens débilitants et tâcher d'exalter le dynamisme du cœur par les préparations stimulantes.

Le vin, le café, l'acétate d'ammoniaque, les teintures aromatiques, trouvent ici naturellement leur emploi. Par l'administration des diurétiques, des purgatifs résineux, on améliorera les congestions viscérales et les hydropisies. On tirera un puissant secours dans certains cas des révulsifs cutanés, sinapismes, vésicatoires; spécialement dans le cas de congestion, d'œdème pulmonaire, d'hydropisie de la plèvre. On facilitera l'expulsion des sécrétions bronchiques par les médicaments expectorants: oxyde blanc d'antimoine, kermès, etc.

Dans les cas où les contractions cardiaques sont très-irrégulières, il vient à la pensée de donner la digitale, mais son action débilitante sur la contraction cardiaque en interdit l'emploi.

Les évacuations sanguines peuvent avoir de l'avantage, mais pratiquées localement par les ventouses ou les sangsues.

La saignée est dangereuse; cependant, lorsque la distension du système veineux est énorme, lorsque le poumon est très-hyperémié, le médecin ne peut résister au désir de diminuer l'engorgement des cavités droites, d'enlever à la circulation son trop plein. La saignée alors ne devra pas être abondante ni rapide, il pourrait arriver une syncope mortelle. Mais elle sera prudente, *exploratrice.* Après avoir tiré de la veine une ou deux palettes de sang, si l'effet produit est fâcheux, on arrêtera l'écoulement, quitte à y revenir plus tard. Sinon on pourra porter sur-le-champ à des limites un peu plus étendues, mais toujours modérées, la déplétion sanguine.

C'est par l'emploi sagement combiné de ces moyens qu'on pourra espérer d'arracher pour un temps les gibbeux aux accidents qui les menacent. On ne devra pas oublier toutefois que ces accidents sont la conséquence d'une lésion invétérée du cœur, d'un épuisement presque irréparable du dynamisme cardiaque, qui s'est usé à la longue, et on se gardera de donner aux personnes qui entourent le malade la promesse d'une guérison que l'événement viendrait démentir.

FIN

www.ingramcontent.com/pod-product-compliance
Ingram Content Group UK Ltd.
Pitfield, Milton Keynes, MK11 3LW, UK
UKHW021112290826
14628UKWH00014B/1869

9 782019 645588